Corona

Günter Seibold

Corona

Wir sind nicht hilflos

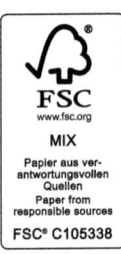

Bibliografische Information der Deutschen Nationalbibliothek:
Die Deutsche Nationalbibliothek verzeichnet diese Publikation in der
Deutschen Nationalbibliografie; detaillierte bibliografische Daten sind
im Internet über dnb.dnb.de abrufbar.

© 2020 Günter Seibold
Satz, Herstellung und Verlag:
BoD – Books on Demand, Norderstedt
ISBN 978-3-7519-0353-0

Inhalt

Vorwort

Die Welt versinkt im Corona-Chaos, und rund um die Uhr versorgen uns die Massenmedien mit mehr oder weniger nützlichen oder auch eher belastenden Informationen. Zu den nützlichen Informationen zählen sicherlich Berichte über die vorbeugende Vermeidung von Ansteckung. Zu den belastenden zählen eher die Berichte, die sich über uns wie ein endloses Mantra ergießen, über unsere Hilflosigkeit und fehlende Behandlungsmöglichkeiten. Horrorbilder mit massenweise Särgen, die von Militärtransportern zur Beerdigung fern von der heimatlichen Erde gefahren werden, ebenso wie die Berichte von überfüllten Intensivstationen und der ethisch schwierigen Auswahl von Erkrankten, bei wem eine Behandlung Aussicht auf Erfolg hat, und bei wem die Behandlung aussichtslos ist und die Betroffenen ihrem Schicksal überlassen werden.

Hier möchte ich uns allen ganz laut zurufen: Wir sind nicht hilflose Opfer eines heimtückischen Virus! Es gibt – gestützt durch hervorragende Studien – zahlreiche Behandlungsmöglichkeiten, von der vorbeugenden Stärkung des Immunsystems bis hin zur Behandlung bei eingetretener Infektion. Allerdings handelt es sich hierbei um Natursubstanzen, die bekanntlich nicht patentfähig sind und somit nicht die Gewinne von „Big Pharma" ins Unermessliche treiben. Diese natürlichen Substanzen sind frei zugänglich, ihr Einsatz ist durch zahlreiche hochkarätige Studien bei Corona-Infektionen durch das SARS-Virus gerechtfertigt, um den Erkrankungsverlauf milde zu gestalten, um Komplikationen zu vermeiden und bei Komplikationen das Überleben zu ermöglichen. Diese Substanzen sind den sogenannten Virusexperten, welche durch die Medien gereicht werden, völlig unbekannt, da diese überwiegend Teil des industriellen Komplexes sind, und nicht in der Lage sind, nach links und rechts ihres Weges zu sehen und Tatsachen außerhalb ihres begrenzten Wissensschatzes zur Kenntnis zu nehmen. Möglicherweise haben etliche von ihnen noch nie in ihrem Leben einen wirklichen Patienten untersucht und behandelt.

Die verfügbaren Studien stammen überwiegend von renommierten amerikanischen Wissenschaftlern, sind praxiserprobt und funktionieren im Alltag. Diese Studien stammen teilweise aus Reagenzglas-Untersuchungen (sog. In-vitro-Studien), zum anderen Teil aus Tierexperimenten, und teilweise aus klinischen Studien. Sie haben alle eines gemeinsam: Sie sind auf dem Top-Stand der aktuellen wissenschaftlichen Erkenntnis, sie lassen sich einfach anwenden, und sie funktionieren für die breite Masse.

Kein seriöser Arzt kann Heilversprechen abgeben, keine Methode wirkt immer und zu 100 %. Aber mit den hier dargestellten Anwendungen können Sie die Wahrscheinlichkeit, selbst zu erkranken, dramatisch verringern, und wenn Sie doch erkranken, erhöhen Sie dramatisch Ihre Aussicht auf einen milden Verlauf und eine vollständige Genesung.

Um Ihnen auch sehr komplizierte wissenschaftliche Sachverhalte näherzubringen und eine „take home message" herauszuarbeiten, sowie auch aus formaljuristischen Gründen, lege ich den heutigen Stand der Kenntnis in Form eines fiktiven Interviews dar.

Einleitung

Mein Interviewpartner und ich waren zufällig ins Gespräch gekommen, nachdem wir uns in der Warteschlange beim Bäcker, natürlich in 1,5 Meter Abstand voneinander, zunächst mit Smalltalk über das unvermeidliche Thema Corona ausgetauscht hatten. Mein Gegenüber war neugierig geworden, nachdem ich vorsichtige Kritik an der unkritisch verbreiteten Expertise sogenannter Spezialisten angebracht hatte. Die meisten Experten hielten nach meinem Dafürhalten eine zu große Nähe zur medizinischen Industrie und waren auch mit einem extremen Scheuklappenblick ausgestattet. Eigentlich kommunizierten sie ihre eigenen begrenzten Kenntnisse zum Thema, die sie auch erschreckend flexibel an den jeweils neuesten Erkenntnisstand anpassten, ganz nach der Devise: Was interessiert mich mein Geschwätz von gestern? Vergessen war, dass noch im November 2019 in einem renommierten Fortbildungsmagazin für die deutschen Internisten das SARS-Virus quasi für ausgestorben und somit irrelevant erklärt wurde. Vergessen waren die Einschätzungen, als die Erkrankung China zu schaffen machten, dass wir in Deutschland mehr oder weniger nicht gefährdet seien und uns keine Sorgen zu machen bräuchten. Vergessen waren die unglaublich arroganten Spekulationen, Italien habe halt ein Qualitäts- und Hygieneproblem, so etwas sei in Deutschland nur schwer vorstellbar.

Neugierig geworden fragte mich mein Gegenüber, wer ich eigentlich sei und warum ich mich mit dem Thema fachlich möglicherweise besser als die angepriesenen Experten auskannte. Ich erzählte ihm, dass ich Internist sei und mich nicht nur für die Mainstream-Erkenntnisse in der Medizin interessiere, sondern auch für wissenschaftlich fundierte Behandlungsmöglichkeiten mit natürlichen Substanzen auf dem topaktuellen Stand der Biochemie, Humangenetik, Mikrobiologie und Labormedizin. Und dass ich seit Jahren einen erheblichen Teil meiner Freizeit und meines Geldes in eben solche Weiterbildungsmaßnahmen investierte.

Jetzt erfuhr ich, dass mein Gesprächspartner als Journalist arbeitete und auch damit kämpfte, ein Gleichgewicht zwischen seriöser Information und der Vermeidung von Angstmache zu wahren. Und er war maximal interessiert an fundierten Informationen und Fakten zum Thema, natürlich auch aus persönlichen Gründen, also zum eigenen Schutz und zum Schutz seiner Familie. Und so kam das folgende Gespräch zustande.

Das Interview

Zunächst wollte er Details über das Virus wissen. Ich erläuterte ihm, dass wir seit circa 60 Jahren bereits von der Existenz von Coronaviren wüssten, und dass gegenwärtig sechs verschiedene Vertreter dieses Virus bekannt seien, die Menschen krank machen können. Vier Vertreter des Coronavirus gelten als weitgehend harmlos und sind für ungefähr 5 bis 15 % der viralen Atemwegserkrankungen verantwortlich. Mit diesen Viren kommt ein Erwachsener zwangsweise früher oder später in Kontakt, hier ist die Durchseuchung der Bevölkerung in den höheren Altersgruppen nahezu vollständig gegeben. Problematisch, so erklärte ich ihm, sind die beiden anderen Vertreter dieser Viren, das sogenannte MERS- und das SARS-Virus. Letzteres glaubte die Mehrheit der Wissenschaftsgemeinde bis November letzten Jahres mehr oder weniger ausgestorben. Und dann war es plötzlich wieder da, und jetzt in einer neuen mutierten Variante. Die man doch aber mit dem aktuellen Test zuverlässig nachweisen könne, wandte der Journalist ein. Ich erwiderte, dass man diesen Sachverhalt sehr differenziert betrachten müsse. Der in Gebrauch befindliche Test sei zwar technisch validiert, aber nicht klinisch. Für die klinische Validierung, die eigentlich Voraussetzung für die Zulassung ist, war einfach keine Zeit mehr. Vereinfacht ausgedrückt: Wir hoffen, dass der Test auch das misst, was er zu messen vorgibt. Die aktuellen Auswertungen legen nahe, dass dieser Test zuverlässig ist. Aber es gibt eine große Einschränkung. Das Gesicht meines Gegenübers drückte jetzt doch große Neugierde aus. Ich erläuterte weiter: Dieser Test ist zuverlässig bei einem positiven Ergebnis. Das will sagen, wer positiv getestet wird, ist auch infiziert mit dem Virus. Aber ein negativer Test schließt leider die Existenz des Virus, vor allem in den tiefen Atemwegen, nicht aus! Jetzt zeigte der Journalist Anzeichen einer Entgleisung seiner Gesichtszüge. Ich erläuterte, dass der sogenannte Goldstandard für den Virusnachweis eine Untersuchung der unteren Luftwege mit Sekretgewinnung aus den unteren Luftwegen sei, dies aber, ganz einfach ausgedrückt, nicht in der Masse durchführbar ist. Wir wissen also nicht, wie hoch der Anteil der negativ Getesteten ist, die in Wirklichkeit doch infiziert sind. Der Journalist warf ein, ob es sich hierbei um die Dunkelziffer handelte, was ich bestätigte. Im Ergebnis sind also wohl viel mehr Menschen infiziert, als die offiziellen Statistiken hergeben.

Wie viele Menschen würden denn eigentlich infiziert bei Kontakt mit Virusträgern, wollte er nun wissen. Ich antwortete wahrheitsgemäß, dass wir es nicht exakt wissen, aber davon ausgehen, dass eine Person, die das Virus in sich trägt, zwei bis drei weitere Personen damit ansteckt, vor allem, wenn der Virusträger selbst keine Symptome hat und somit nicht weiß, dass er ansteckend ist. Deshalb, so erörterte ich, auch die Vorsichtsmaßnahmen mit Beschränkungen der Freiheit und des öffentlichen Lebens. Die nächste Frage lautete: Wie viele Personen erkranken eigentlich nach einer Ansteckung? Wahrheitsgemäß antwortete ich, dass wir es nicht exakt wissen, aber davon ausgehen, dass vier von fünf Infizierten klinisch gesund bleiben, oder allenfalls nur leichte Symptome entwickeln. Problematisch, so fuhr ich fort, sind die Personen, die nach einer Ansteckung ausgeprägte Symptome bis hin zu einer beidseitigen Lungenentzündung entwickeln. Diese Personen müssen vollstationär in unseren Kliniken behandelt werden, bis hin zur Behandlung auf einer Intensivstation, wenn die Lunge so schwer erkrankt ist, dass die Atmung in einem lebensbedrohlichen Ausmaß eingeschränkt ist. Dann müssen Maschinen die ausgefallene Atemfunktion übernehmen, und ein bestimmter Prozentsatz der Erkrankten verstirbt trotz maximaler therapeutischer Bemühungen. Unter anderem, weil angeblich keine ursachenbezogene Behandlung der Krankheit möglich sei. Wenn im Krankheitsverlauf ein bestimmter Punkt überschritten ist, dann verstirbt der Erkrankte unter dem Bild eines septischen Multiorganversagens mit dazugehörigem akutem Lungenversagen. Mittlerweile erkennt man bereits bei Aufnahme auf eine Intensivstation relativ frühzeitig, in welche Richtung sich die Erkrankung entwickeln wird. Diejenigen mit einer hohen Wahrscheinlichkeit für einen tödlichen Verlauf sind deutlich älter und chronisch krank (z. B. Diabetes mellitus, arterielle Hypertonie, COPD etc.), die Blutgerinnung ist als Ausdruck der systemischen Entzündung aktiviert (D-Dimere), und sie bedürfen relativ früh einer Atemunterstützung durch Maschinen. In manchen europäischen Ländern mit völlig überlasteten Krankenhäusern werden diese Patienten aussortiert und bekommen, so schrecklich das klingt, keine Behandlung mehr. Diese Leute sind praktisch schon frühzeitig todgeweiht. Jetzt war mein Gegenüber doch etwas bleich im Gesicht und rang offensichtlich um seine Fassung. Kann das denn bei uns auch passieren?, war seine drängende Frage. Ich antwortete, dass, wenn die Menschen vernünftig sind, unsere Kapazitäten wohl ausreichen würden. Aber dass, falls die Menschen unvernünftig sind und sich den Schutzmaßnahmen entziehen, auch unsere Kapazitäten nicht genügen würden. Ich konnte mir nicht verkneifen, darauf hinzuweisen, dass sich jetzt die Privatisierung des Gesundheitswesens, der Abbau von Bettenkapazitäten und die komplette Ökonomisierung dieses Gesundheitswesens in den letzten Jahren bitter rächte. Hinzu kam ein massiver Abbau staatlicher Stellen in Gesundheitsämtern und ein weitgehender Rückzug des Staats aus der Finanzierung von Forschung und Lehre an den Universitäten. Man hatte das Feld gnadenlos dem Raubtierkapitalismus und somit den internationalen, börsennotierten, ausschließlich gewinnorientierten Unternehmen überlassen.

Jetzt hatte sich der Journalist wieder etwas gefasst und wollte einige fachliche Fragen zum Virus und zum Verlauf der Erkrankung stellen. So war seine erste Frage, wie sich eigentlich dieses Virus Zugang zu unserem Körper verschaffte und wie unser Körper auf diese Attacke reagierte.

Fakten zum Infektgeschehen

In den meisten Fällen, erwiderte ich, gelangt das Virus in Kontakt mit den Schleimhäuten unserer oberen und unteren Luftwege. Die Art der Übertragung, so erörterte ich, nennt man Tröpfcheninfektion. Der Überträger steckt die gesunden Menschen an durch Niesen, Husten oder auch, bei hoher Viruskonzentration, durch seinen normalen Atem. Auch durch direkte Berührungen kann das Virus übertragen werden beziehungsweise durch Körpersekrete. Deshalb auch die von der Politik propagierten Abstandsempfehlungen, Stichwort soziale Distanz. Eigentlich, korrekter ausgedrückt, physische Distanz. Es gibt Diskussionen darüber, ob es auch zu einer sogenannten fäkal-oralen Übertragung kommen kann. Das klingt unappetitlich, scheint aber nur sehr selten vorzukommen. Dennoch, neben der Distanz, so erläuterte ich, waren auch Hygiene mit regelmäßigem 30 Sekunden dauerndem Händewaschen und die Desinfektion von Oberflächen unumgänglich.

Was aber, wollte der Journalist wissen, passiert, wenn das Virus trotz aller Vorsichtsmaßnahmen in meine Atemwege gelangt und ich Symptome bekomme? Was spielt sich dort in meinen Luftwegen ab?

Ich versuchte, ihm in verständlichen Worten den komplexen Vorgang des Andockens der Viren an den Oberflächenzellen unserer Lungenbläschen und der gesamten Schleimhaut auch der oberen Luftwege zu erklären. Mit Abstand am liebsten docken die Viren an Zilien tragenden Zellen an (Zilien sind z. B. Flimmerhärchen, die den Schleim aus den unteren Luftwegen nach oben transportieren). Ich versuchte ihm begreiflich zu machen, dass auf der Oberfläche der Zellen in unseren Lungenbläschen (der Einfachheit halber bleibe ich bei diesem Gewebe, da das Desaster hier seinen Ausgang nimmt) ein ganzer „Wald" an „Antennen" sitzt, die man in der Fachsprache Rezeptoren nennt. Das Andockmanöver kann man durchaus mit der modernen Raumfahrt vergleichen, wenn das Raumschiff an der ISS-Raumstation andockt, um das Personal auszutauschen und Nachschub an Proviant zu liefern. Der hauptverantwortliche Rezeptor zum Andocken trägt die Bezeichnung ACE 2 (Angiotensin-Converting-Enzym 2) und ist eingebettet in die Zellmembran (ein sog. transmembranöses Enzym). ACE 2 übt wichtige Funktionen für das Funktionieren unserer Blutdruckregulation aus, oder auch für das Steuern unseres Wasser- und Salzhaushalts. Zusätzlich ist dieses Enzym beziehungsweise seine Stoffwechselprodukte (z. B. Angiotensin II) ein wichtiger Bestandteil für die spezifischen Funktionen unserer

Nierenzellen, unserer Milz und unseres Lymphgewebes, unseres Herzens und unserer Blutbahnen. ACE 2 kommt in all diesen Organen vor. Das bedeutet natürlich bei einer Ausbreitung des Virus im Körper höchste Gefahr für diese Organe und das Überleben des Körpers.

Der Journalist saß mir jetzt ganz entmutigt gegenüber. Ich lächelte ihm zu und sagte, dass es natürlich bereits an dieser Stelle Behandlungsmöglichkeiten gäbe, um das Virus am Andocken an diesen ACE-2-Bindungsstellen zu hindern. Und ich listete auf:

Süßholz (Glycyrrhizin)
Baikal-Helmkraut
Luteolin
Rosskastanie
Polygonum spp.
Rheum officinale
Lektine, wie z. B. Holunder
Zimt

Seine Augen weiteten sich interessiert, weil selbst ihm als Laien etliche der genannten Naturstoffe bekannt waren, zumindest vom Namen her.

Was passiert denn, wenn ich das Andocken an diese ACE-2-Bindungsstellen der Zielzellen nicht verhindern kann? Und wie lange dauert es, bis ich dann

Symptome verspüre? Die Fragen sprudelten nur so aus ihm heraus.

Zunächst erklärte ich ihm, dass die Zeit vom Andocken des Virus an diesen ACE-2-Rezeptoren bis zur Entwicklung von Symptomen sehr unterschiedlich sein kann. Diese sogenannte Inkubationszeit wird mit im Durchschnitt circa sechs Tagen angegeben. Die Spannweite beträgt dabei aber von zwei Tagen bis zu 14 Tagen. Und in dieser Zeit fühlt sich der Träger des Virus wohl und kann durch unvorsichtiges Handeln andere Menschen anstecken. Das Virus, welches die Fachleute übrigens als positivsträngiges RNA-Virus, das größte RNA-Virus überhaupt, bezeichnen, versucht nach dem Andocken eine feindliche Übernahme. Das Virus nutzt zelleigene Mechanismen aus, um sich hemmungslos zu vermehren, und gleichzeitig versucht es, die Abwehr des durch ihn befallenen Wirts gezielt zu manipulieren. Durch das Manipulieren der Abwehr versucht das Virus unsichtbar zu bleiben und den Stoffwechsel zu seinen Gunsten umzuprogrammieren.

Ich fuhr mit meiner Erörterung fort, nachdem ich mich versichert hatte, dass mein Gesprächspartner folgen konnte. Symptome, so erläuterte ich, treten dann auf, wenn so viele Zellen eines Organs durch das Virus geschädigt sind, dass die einwandfreie

Funktionsausübung nicht mehr möglich ist. So kommt es zum Beispiel zur vermehrten Durchlässigkeit unserer Gefäße für Gewebeflüssigkeit, was in der Lunge schlimmstenfalls zu einem Lungenödem, also im weitesten Sinn Wasser in der Lunge, führt. Die Lungenfunktion ist hierbei natürlich massiv reduziert. Für den Kranken bedeutet das neben Allgemeinsymptomen wie Husten zunehmende Atemnot. Diese Betroffenen brauchen dann Atemunterstützung auf einer Intensivstation. Das ist dann aber natürlich ein schwerer Verlauf. Es gibt auch milde Verläufe, die sich wie ein normaler grippaler Infekt anfühlen. Genau das erschwert natürlich aber auch die Diagnose. Du kannst anhand der Symptome nie eine Influenza, also die „richtige" Grippe, von einem Coronainfekt abgrenzen. Die gleichen Symptome hast du auch bei Erkältungsinfekten und Bronchitiden. Die ersten Anzeichen, so fuhr ich fort, sind Fieber, Husten, Kopf- und Muskelschmerzen und Appetitverlust. Bei den schwereren Verläufen kommt es dann aber rasch zu einem schweren Krankheitsgefühl mit Atemnot, Schüttelfrost, Benommenheit bis hin zu Verwirrtheitszuständen, Hautausschlägen, Nachtschweiß, Schwindel und Durchfall. An den vielen unterschiedlichen Symptomen kann man sehen, wie viele Organe und Gewebe diese ACE-2-Rezeptoren tragen. Und das Coronavirus schaltet nach dem Andocken diese Funktionen ab. Aber auch in dieser noch frühen Phase der Infektion gibt es spezifische Behandlungsoptionen. So erhöht beispielsweise die Gabe von Weißdorn oder Kudzu die Präsenz von ACE 2 und beugt Lungenschäden vor. Kudzu, Ginkgo und Salvia miltiorrhiza regulieren die ACE-2-Expression herauf, führen also dazu, dass die infizierten Zellen wieder mehr ACE 2 produzieren. Zusätzlich schützen diese drei Pflanzen die Aktivität von ACE.

Im Gesicht meines Interviewpartners konnte ich wieder etwas Hoffnung erkennen. Er fragte wissbegierig, was denn nun passiere, wenn die von mir geschilderten Möglichkeiten nicht zur Anwendung kämen und die Infektion weiter voranschreite.

Ich versuchte ihm zu erläutern, dass in der infizierten Zelle jetzt hintereinander geschaltete Signalkaskaden ablaufen, die im Ergebnis zu mehr oder weniger schweren Entzündungen führen. Ich erläuterte ihm, dass es sich hier, vereinfacht ausgedrückt, um den p38MAPK-Signalweg handle. Ich erntete nur einen völlig verständnislosen Blick, was ich gut verstehen konnte. Aber ich wollte ihm ja auch konkret nachprüfbare Fakten aufzeigen, und nicht nur willkürlich erscheinende Behandlungsoptionen. So fuhr ich fort, dass es durch die Aktivierung dieses Signalweges über den Umweg der Aktivierung von NF-kB (ein wichtiger entzündungsfördernder Signalstoff, der MAPK nachgeschaltet ist) zur Produktion von Zellprodukten kommt, die der Fachmann Zytokine nennt. Um ihm die Möglichkeit des Überprüfens zu geben, listete ich etliche der bei Coronainfekten aufregulierten Zytokine auf: Interferon gamma, IL-1ß, CXCL10, TNF alpha, IL 6 (Letzteres wird extrem stark aufreguliert und facht das Feuer der Entzündung so richtig an; es ist auch ein interessanter Laborwert, welcher dem behandelnden Arzt Auskunft über die Entzündungsaktivität gibt), des Weiteren RANTES, MCP 1, IL 8. Im späteren Verlauf der Infektion kommt es dann auch zu einer Erhöhung von PGE 2 und TGF-ß sowie von IL 2. Dieser Marker, HMGB 1, zeigt bei einer Erhöhung einen wahrscheinlich tödlichen Verlauf an. So weit sollte man es aber nicht kommen lassen, fuhr ich fort. Die Sterblichkeit könne zum Beispiel durch ein abruptes Absenken des erwähnten Zytokins IL-1ß erzielt werden. Dies ist möglich durch Gabe von japanischem Staudenknöterich, Poygala, Kudzu, Baikal-Helmkraut, Wasserdost und dem Heilpilz Cordyceps. Der prognostisch ungünstige Anstieg des erwähnten Zytokins TGF-ß lässt sich korrigieren durch Verabreichung von Angelika sinensis und Astragalus mongolicus.

Ganz im Erklärungsfluss erwähnte ich noch, dass bei zunehmender Entzündung natürlich Immunzellen in die befallenen Organe einwandern und sich dort ansammeln. Ich erläuterte, dass insbesondere in der Lunge hierdurch die Sauerstoffdiffusion durch die Zelle in die Blutkapillaren hinein erschwert würde, was zu schweren Hypoxien (Sauerstoffunterversorgung) führen kann. In den betroffenen Geweben kommt es durch die manipulierten Stoffwechselprozesse und massiven Entzündungsreaktionen zur Bildung freier Radikale. Sein fragender Blick war für mich Anlass für weitere Erörterungen. Freie Radikale haben nichts mit einer politischen Gesinnung zu tun, verriet ich mit einem Augenzwinkern. Es handelt sich hier um veränderte Sauerstoff- und Stickstoffmoleküle, die sehr reaktionsbereit sind und zum Beispiel zur Zerstörung von Membranen der Zelle führen. Im schlimmsten Fall wird die Zelle dadurch komplett zerstört und dabei die in ihr massenweise produzierten Viren freigesetzt, und diese führen ihre mörderische Tätigkeit dann durch Infektion noch intakter Zellen fort. Und dies passiert dann nicht nur in der Lunge, sondern auch im Herzen, in den Nieren, in den Blutgefäßen, in der Milz und in den Lymphknoten. Für den Schutz unserer lebenswichtigen Lunge stehen, so ermutigte ich, besonders viele Substanzen zur Verfügung. Lungenschäden vorzubeugen durch Schutz der Zellen vor der induzierten Hypoxie gelingt zum Beispiel durch die Einnahme von Rhodiola. Und insbesondere die vorher erwähnten Zilien tragenden Zellen unserer Atemwege, wo sich das Virus bevorzugt repliziert, lassen sich schützen und behandeln durch die Gabe von Cordyceps, Olivenölblättern, Berberinpflanzen und Zweizahn (Bidens pilosa).

Wie vorhin schon erwähnt, so wiederholte ich, lagern unter den Epithelzellen mit Zilien (vereinfacht: Schleimhautoberflächenzellen in den Atemwegen) viele Immunzellen. Hier wollen wir wegen der besonderen Rolle eine Art hervorheben, die dendritischen Zellen (abgekürzt DC). Auch dort vermehren sich die Coronaviren massenhaft. Aber: Sie töten ihren Wirt nicht! Viel lieber lösen sie dort adaptive Immunreaktionen aus, sie manipulieren also die Anpassungsfähigkeit dieser DC. Durch diese Manipulation können die dendritischen Zellen die Produktion aktiver T-Zellen nicht ankurbeln. T-Zellen sind eine Unterart von Lymphzellen, gehören also zu unseren weißen Blutkörperchen und somit zum Immunsystem. Hierdurch verschafft sich das Coronavirus Zugang zu den Lymphorganen der Lunge, was zu einer schweren Schädigung führt. Das passiert auch in den Keimzentren von Lymphknoten und in der Milz sowie den Endothelzellen, also der Innenauskleidung unserer Blutgefäße. In den Blutgefäßen werden hier unter anderem auch Faktoren der Blutgerinnung aktiviert (z. B. ICAM, VCAM), ohne dass eine Verletzung vorliegt, die abgedichtet werden müsste zur Vermeidung von Blutverlusten. Durch diese Aktivierung von Gerinnungsfaktoren entstehen unter anderem jede Menge kleiner Blutgerinnsel. Deshalb ist der vorhin erwähnte Laborwert D-Dimere ein Marker für einen vermutlich eher ungünstigen Verlauf.

Der Gesichtsausdruck des Journalisten signalisierte jetzt Hoffnungslosigkeit, deshalb war es wieder an der Zeit, Hoffnung zu vermitteln. Ich erzählte dem Journalisten, dass es sehr gute Studien gab, die zeigten, dass sich die dendritischen Zellen durch Cordyceps (wieder einmal dieser geniale Heilpilz) stimulieren ließen. Die Anzahl der T-Lymphozyten ließe sich erhöhen durch Süßholz (auch das hatten wir doch schon mal), Holunder, Zink und Säckelblumen. Die vom Virus provozierte Überreaktion des Immunsystems, genannt Zytokinsturm, lässt sich beherrschen durch Rosenwurz, Tragant, Cordyceps (ich liebe diesen Pilz) und japanischen Staudenknöterich (auch den hatten wir schon mal). Dies gilt sowohl für die Endothelzellen, also die Auskleidung von Gefäßen, als auch für Epithelzellen (Auskleidung der Schleimhäute). Die erwähnte Zerstörung der Keimzentren der Lymphknoten und die massiven Milznekrosen lassen sich zum Teil schützend vermeiden durch Baikal-Helmkraut, Amerikanische Kermesbeere und Säckelblume.

Ich war so richtig in Fahrt, mein Gegenüber kam aus dem Staunen und dem Mitschreiben nicht mehr heraus.

Jetzt muss ich Ihnen doch noch ein paar Details zu dem schon mehrfach erwähnten Heilpilz Cordyceps verraten, machte ich ihn neugierig. Cordyceps, so fing ich an, reguliert die Entzündungsaktivität nach unten, beeinflusst im positiven Sinn die Epithelzellen der Atemwege, normalisiert die Zellfunktionen durch Normalisierung des Ionentransports durch die Zellmembran und übt eine Schutzfunktion für die Epithelzellen aus. Unter anderem hemmt Cordyceps den wichtigen entzündungsfördernden Signalstoff NF-kB, reguliert COX 2 und MMP 9 nach unten, dies führt unter anderem zu einer Verminderung der Schleimproduktion. Zusätzlich vermindert er die Aktivität des erwähnten Signalwegs p38/ERK-MAPK und trägt zur Regulierung der Zytokine IL 1ß, IL 6, IL 8, TNF alpha, ICAM und IL 4 bei; dies bedeutet, dass die überaktivierten Signalstoffe wieder nach unten reguliert werden.

Das SARS-Coronavirus wird direkt gehemmt durch die Gabe von Süßholz, der Wirkstoff ist hier das Glycyrrhizin. Dieses wird in die Zellmembran aufgenommen, vom Virus wird es in seine Hülle integriert; wie dumm von ihm. Denn jetzt kann das Virus nicht mehr mit der Wirtszelle fusionieren, also nicht mehr am Rezeptor andocken. Somit kann er dann, als nächsten Schritt seines Eindringens in die Zelle, auch keine Poren mehr in der Zellmembran bilden. Pech gehabt. Glück für den, der über dieses Wissen verfügt und sich hierdurch neben der physischen Distanz aktiv schützen kann.

Speziell bei SARS, und somit vermutlich auch bei der jetzigen Corona-Pandemie, sind folgende Geschenke von Mutter Natur wirksam:

Baikal-Helmkraut
Houttynia
Süßholz
Forsythia suspensa
Sophora flavescens

Direkt gegen das Virus sind auch wirksam, neben dem erwähnten Glycyrrhizin, die Gabe von Salvia miltiorrhiza und Kudzu. Ebenfalls speziell bei bronchopulmonalen Infekten durch Corona wirkt Umckaloabo.

Von amerikanischen Forschern wurden folgende Substanzen als sehr wirksam bei verschiedenen Infekten im Rahmen der Beherrschung des Entzündungsstoffwechsels nachgewiesen:

Curcumin (dieses deckt praktisch alle entzünd-lichen Signalwege bei diesen Infektionen ab; hier ist wegen der multiplen Signalwege, die zu Guns-ten des Erkrankten hier angesteuert werden, durch hochkonzentrierte Gabe intravenös noch eine Besserung bei sehr kritischen Patienten denkbar! Ebenso wie beim nächstgenannten Wirkstoff Res-veratrol.)

Resveratrol (dieses reguliert unter anderem unsere Sirtuine auf)

Meerrettich und Kapuzinerkresse (diese enthalten virenbekämpfende Senfölglykoside)

Epigallocatechingallat (Wirkstoff im grünen Tee)

Ingwer (enthält Gingerol)

Quercetin (z. B. in Zwiebeln enthalten)

Ubiquinon (Q10, ganz wichtig für die Elektronen-weitergabe in der Atmungskette unserer Mitochon-drien; diese Organellen, die wir für unsere Ener-gieproduktion brauchen, sind besonders anfällig für die freien Radikale und somit für oxidativen und

nitrosativen Stress, verursacht durch die Entzün-
dungsprozesse bei Infektionen.)

Vitamin C (in der Not, mit dem Rücken zur Wand,
auch hochdosiert intravenös; hier gibt es interessante
Studien! Und ja, Vitamin C ist kein Wundermittel
und erst recht kein Allheilmittel!)

Für folgende Aminosäuren gibt es eine interessante
Studienlage bei viralen Infekten:

Taurin
Lysin
Glutamin
Glycin

Cystein (Glycin und Cystein zusammen mit Glutamin sind die drei Aminosäuren, aus denen ein wichtiger Regulator bei Belastungen mit freien Radi-
kalen aufgebaut ist, unser Glutathion. Es sorgt hier,
gemeinsam mit Vitamin C und Vitamin E, für das
Erzielen eines Gleichgewichts zwischen Produktion
und Entsorgung dieser freien Radikale.)

Mineralien und Spurenelemente, die Viren nicht
mögen, sind:

Selen (ein Kofaktor von Glutathion!)
Zink

Bor (erhältlich als Borax, ein Teelöffel wird dann gelöst in einem Liter Wasser, davon kann dann wiederum ein Teelöffel pro Tag genommen werden.)

Jod/Jodid (der Stoffwechsel von Jod und Jodid ist auch heute noch vielen Ärzten unbekannt; und die Schilddrüsenfunktion ist von dem, was wir heute über den Jodstoffwechsel wissen, nur die Spitze des Eisbergs; auch hier gibt es hervorragende Arbeiten, wieder einmal aus Amerika, mit Hinweisen für eine Wirksamkeit bei Virusinfekten. Jod und Jodid werden komplett unterschiedlich verstoffwechselt! Am einfachsten erhältlich als 5 %-ige Lugol'sche Lösung, ein Tropfen pro Tag genügt! Viel hilft nicht immer viel.)

Zusätzlich, im Rahmen eines sinnvollen Gesamtkonzepts, täglich Omega-3-Fettsäuren (EPA und DHA). Auch hierfür gibt es in Studien interessante Hinweise für eine relevante ausgeprägte Verminderung der Entzündungsaktivität durch Einnahme dieser Omega-3-Fettsäuren, enthalten beispielsweise in Leinöl oder Leindotteröl, ebenso wie in Fischöl aus fetten Fischen (z. B. Lachs, Hering, Makrelen, Sardinen).

Weitere Optionen zur Unterstützung unserer Abwehrleistung bei unterschiedlichen Infekten ist die

Behandlung mit Methylgruppen-Donatoren (die Summenformel von Methylgruppen lautet CH3). Vereinfacht ausgedrückt wird hierdurch die Aktivität von hilfreichen Genen im Erbgut des Erkrankten aufreguliert und gleichzeitig die Aktivität im Erbgut des Virus ungünstig für das Virus beeinflusst. Hierzu kommen in Frage:

Vitamin B 12
S-Adenosyl-Methionin (SAM)
Methylfolat („Folsäure")

Verstärkt wird die Wirkung dieser Vitamine noch durch die Gabe von Vitamin B6.

Zusätzlich wirkt der Einsatz von Vitamin D3 in Verbindung mit Vitamin K2 (Menachinon! Nicht Phyllochinon, also K1!) und Vitamin A. Vitamin D3 führt zur Erzeugung von Verbindungen, die als Cathelicidine bezeichnet werden. Diese natürlichen antimikrobiellen Substanzen zerstören bei einer Reihe von Infektionen Bakterien, Pilze und Viren.

Um die vom Coronavirus hervorgerufenen freien Radikale zusätzlich abzufangen, empfiehlt sich noch die Behandlung mit R-alpha-Liponsäure.

Jetzt wirkte mein Gesprächspartner doch etwas erschlagen und von den vielen Informationen erschöpft. Er raffte sich zu einem Lächeln auf und fragte mich ganz direkt, was ich denn vorbeugend von all diesen Natursubstanzen zu mir nähme in diesen nicht ganz ungefährlichen Zeiten. Neben den vorbeugenden Maßnahmen mit physischer Distanz und der Einhaltung von Hygieneregeln. Ich listete ihm mein persönliches Vorbeugungsprogramm ganz ehrlich auf:

Morgens und abends je 300 mg Vitamin C als Retardpräparat (ohne Retardwirkung landet der gute Stoff eine Stunde später beim Wasserlassen in der Toilette)

20 mg Zink

Jeden Morgen 5 Tropfen Vitamin D3-Öl forte (hier sind in einem Tropfen 1 000 internationale Einheiten des Vitamins D3 enthalten, und zusätzlich die zum Mischungsverhältnis passenden Mengen an Vitamin K2 und Vitamin A)

Jeden Morgen ein Esslöffel Leindotteröl aus biologischem Anbau

Morgens und abends je 200 mg Rhodiola

Morgens 5 mg Jod/Jodid

Je dreimal täglich eine Kapsel Cordyceps, Shiitake und Coriolus-Reishi-Gemisch (drei weitere Heilpilze mit guter Studienlage für Virusinfekte und Atemwegserkrankungen neben dem bereits mehrfach erwähnten Allrounder Cordyceps)

Und zuletzt noch ein Kombinationspräparat mit allen B-Vitaminen in perfekter Mischung, hiervon jeden Morgen eine Kapsel

Weiter nichts?, antwortete er mit einem spöttischen Lächeln. Ich erwiderte ebenfalls mit einem verschmitzten Lächeln: Weiter nichts. Für mich ist es ein guter und halbwegs finanzierbarer Kompromiss.

Ich verstehe, war sein einziger Kommentar. Aber, so fragte er weiter, was machen Sie, wenn Sie sich doch anstecken und Symptome entwickeln? Dann genügt das alles doch möglicherweise nicht mehr. Hier musste ich ihm zustimmen. Hier verwies ich ihn auf die bereits zuvor im Gespräch erwähnten ergänzenden Behandlungsmöglichkeiten. So erwähnte ich, dass ich dann zusätzliche Präparate mit Wirksamkeit gegen Viren allgemein und Corona speziell einnehmen würde, also beispielsweise Polygonum cuspidatum (japanischer Staudenknöterich), Süßholz (Glycyrrhizium), Baikal-Helmkraut, Kudzu, Grapefruitkern-Extrakt, Houttynia, Salvia miltiorrhiza und Curcumin, nur um die wichtigsten Natursubstanzen nochmals in Erinnerung zu rufen und aufzuzählen.

Ich erwähnte nochmals, dass es meiner Ansicht nach bei schwerer klinischer Ausprägung gerechtfertigt sei, nach heutiger Kenntnis der veröffentlichten Ergebnisse wissenschaftlicher Studien, Curcumin, Resveratrol und Vitamin C hochdosiert intravenös zu geben, ergänzend zur üblichen intensivmedizinischen Behandlung.

Er klappte sein Notizbuch zu, sah mich lange und nachdenklich an, stand auf und bedankte sich sehr herzlich für das Gespräch. Seine Abschiedsworte waren: Diese Information sollte eigentlich allen möglichen Opfern dieser Pandemie zugänglich gemacht werden. Ich nickte als Zeichen meiner Zustimmung.

Daran, liebe Leserschaft, soll es nicht scheitern.

Haftungsausschluss

Ich habe den Inhalt dieses Büchleins mit großem Zeitaufwand und größter Sorgfalt erstellt. Ich kann aber natürlich keine rechtswirksame Garantie für die Richtigkeit der Inhalte oder Gewähr übernehmen. Der Inhalt soll hier nicht mit medizinischer Hilfe oder Behandlung verwechselt werden und ersetzt keinesfalls den Besuch bei einem Arzt im konkreten Krankheitsfall oder auch beim Wunsch nach vorbeugenden Maßnahmen. Es wird keine juristische Verantwortung für etwaige Schäden übernommen, ebenso auch nicht für einen gewünschten Erfolg. Der Autor übernimmt somit keinerlei Haftung für ausbleibenden Erfolg oder eventuelle gesundheitliche Schäden des Lesers bei Anwendung der in diesem Buch dargestellten Inhalte.